AF468940

T 51
c
195

LES NOURRISSONS

LES ENFANTS TROUVÉS

ET LES ANIMAUX

OUVRAGES DE M. LE DR BROCHARD

DE LA CONTAGION DU CHOLÉRA. — Couronné par la Société des Sciences, des Arts et des Lettres du Hainaut. (Médaille d'or.) — In-8. Mons, 1852.

DES BAINS DE MER CHEZ LES ENFANTS. — Couronné par l'Académie de Médecine. — In-12. Paris, 1864.

DE LA MORTALITÉ DES NOURRISSONS EN FRANCE. — Couronné par l'Institut. (Prix de Statistique). — In-8. Paris, 1866.

DE L'ALLAITEMENT MATERNEL, aux points de vue de la mère, de l'enfant, de la société. — Couronné par la *Société protectrice de l'Enfance* et par la *Société nationale d'encouragement au bien.* In-12. Paris, 1868.

LYON. — IMPRIMERIE PITRAT AINÉ, RUE GENTIL, 4.

LES

NOURRISSONS

LES ENFANTS TROUVÉS

ET LES ANIMAUX

PAR

LE Dr BROCHARD

Chevalier de la Légion-d'Honneur,
Lauréat de l'Institut, de l'Académie de Médecine et de la Société Protectrice de l'Enfance
Médecin-Directeur
de l'Établissement hydrothérapique de Seriu (Lyon.)

LYON
P. N. JOSSERAND, LIBRAIRE-ÉDITEUR,
3, PLACE BELLECOUR, 3

Juin 1871

LES

NOURRISSONS

LES ENFANTS TROUVÉS

ET LES ANIMAUX

Lorsque le médecin parcourt les belles et riches campagnes qui forment le département d'Eure-et-Loir et qui s'appelaient autrefois la Beauce, le Perche ou la Normandie, il ne peut s'empêcher d'être frappé du bien-être véritablement luxueux dont jouissent, dans ces contrées agricoles, la plupart de nos animaux domestiques. De magnifiques troupeaux, nuit et jour parqués en plein air, couvrent les plaines de la Beauce. Des bœufs que l'on engraisse, des chevaux que l'on élève, animent les pâturages ombragés du Perche et de la Normandie.

Tous ces animaux sont placés là avec soin et intelligence, et en vue seulement de leur bien-être matériel. Le fermier, qui sait d'avance les bénéfices qu'il retirera de chacun d'eux veut qu'ils aient tous une nourriture convenable et appropriée à leurs besoins.

Si ce médecin pénètre dans l'intérieur des fermes, son admiration sera plus grande encore. Les étables, les bergeries, les écuries, les porcheries même exciteront son étonnement par l'ordre et la propreté qui y règnent. S'il assiste à un comice agricole ou à un concours régional, il verra de magnifiques taureaux, de magnifiques chevaux qui seront primés, récompensés, des fermiers qui auront des médailles d'or, des domestiques qui auront des médailles de bronze. Ces fidèles serviteurs seront en outre récompensés par la *Société protectrice des animaux*, pour avoir traité avec douceur et compassion les belles et intéressantes bêtes qui leur étaient confiées. L'autorité se félicitera des résultats obtenus, et l'on imprimera partout que l'industrie bovine et l'industrie chevaline font d'immenses progrès en France.

Tel est le spectacle consolant qui s'offre au médecin zoologiste lorsqu'il parcourt l'ancienne Normandie.

Mais si ce médecin visite cette partie de la France dans un but humanitaire; si, au lieu de s'occuper des animaux, il s'occupe de l'homme ; si, au lieu de s'occuper des chevaux, il s'occupe des nourrissons, il aura sous les yeux un triste et désolant spectacle, qui lui fera faire de cruelles, d'amères réflexions.

Dans ces contrées si fertiles, si belles aux yeux de l'agronome, s'exercent, de temps immémorial, deux industries considérables : l'élève des animaux et l'élève des enfants. Ces deux industries, toutes les deux productives pour le pays, ont des conséquences essentiellement différentes.

La première enrichit les agriculteurs et augmente le bien-être général. La seconde améliore la condition de la classe pauvre ; mais elle démoralise les campagnes et contribue d'une manière puissante à la dépopulation de la France, en occasionnant tout à la fois une mortalité énorme chez les nourrissons et chez les enfants des nourrices.

La première industrie, celle qui concerne les animaux, est

encouragée, surveillée par l'autorité; elle produit des résultats excellents. La seconde, celle qui concerne les nourrissons, n'est surveillée par personne; elle produit des résultats désastreux. Dans ces contrées essentiellement agricoles, les femmes du peuple n'ont qu'une seule occupation, une seule industrie; elles sont nourrices. Après chaque grossesse, elles vont à Paris chercher un ou plusieurs nourrissons. Aussi est-ce par milliers que se comptent les nouveau-nés qui sont victimes de cet horrible commerce.

Les femmes les plus malheureuses, celles qui n'ont aucune ressource pour vivre et pour faire vivre les enfants qu'on leur confie, et qui, pour cette raison, ne peuvent avoir de nourrissons, prennent des enfants trouvés.

En voyant tous ces nouveau-nés, ainsi répandus, ou pour mieux dire, ainsi abandonnés dans les campagnes, on serait tenté de croire que la société a quelque souci d'eux, et qu'elle prend des mesures, sinon pour les protéger, du moins pour les empêcher de mourir. Il n'en est rien.

Privés de toute surveillance médicale, ces enfants n'ont pour unique appui que la protection, *toujours illusoire*, du maire de la commune dans laquelle le hasard les a placés. Aussi se passe-t-il, dans la courte existence de ces petits malheureux, des faits que je croirais impossibles si je n'en avais été plus d'une fois témoin. Un grand nombre de ces enfants succombent, faute de soins, faute de nourriture, meurent brûlés ou victimes des plus cruels accidents.

L'arrivée des nourrissons, dans les communes rurales, n'est bien souvent connue du maire que par leur inscription sur le registre des actes de décès de ces communes. Cette inscription se fait rarement attendre et, presque toujours, elle a lieu avant que les nouveaux venus aient reçu la moindre visite. Aussi les substitutions, les suppressions d'enfants sont-elles plus fréquentes qu'on ne le croit généralement. Cette idée devrait même faire trembler toutes les mères qui envoient un enfant en nourrice, et qui, toute leur vie peut-être, embrasseront un enfant qui ne leur a jamais appartenu.

L'*Union médicale* a raconté, il y a quelques années, le fait suivant :

« Un habitant de M... eut un fils, qu'il confia à une nourrice de la campagne. Quelques mois après, il réunit à table ses parents et ses amis, et, pour que la fête fût complète, il fit venir la nourrice et son enfant. Les convives s'extasièrent sur la bonne mine de celui-ci. Sur leurs instances, le père ordonna à la nourrice d'ouvrir les langes afin que l'on pût juger de la beauté de son corps. La nourrice s'exécuta avec peine; mais il fallut céder. Quel fut l'étonnement du malheureux père ! Son fils... était une fille. »

Ces faits, je l'affirme hautement, sont loin d'être rares.

Sous le rapport de la surveillance et des soins dont ils sont l'objet, les nourrissons, il faut le reconnaître, sont bien moins partagés que les animaux.

Lorsque des chevaux appartenant à l'armée sont momentanément confiés à des cultivateurs, des inspecteurs spéciaux les visitent et constatent eux-mêmes les soins qu'ils reçoivent. Lorsqu'une jument a été primée, l'autorité se réserve le droit de toujours savoir où sont les poulains et les pouliches auxquels elle donne le jour, afin de connaître, d'une manière précise et certaine, ce qu'ils deviendront plus tard.

Pourquoi ne pas agir ainsi à l'égard de nos nouveau-nés, et pourquoi ne pas exiger que toute femme, qui prend un nourrisson, donne à la mairie de la commune qu'elle habite son nom, le nom, l'âge et le lieu de naissance de ce nourrisson?

On saurait au moins ce que l'on ignore trop souvent aujourd'hui, ce que deviennent ces malheureux enfants.

L'existence d'un nouveau-né de Paris ne vaut-elle donc pas l'existence d'un cheval ou celle d'un poulain pur sang?

Que de fois j'ai vu, au cœur de l'hiver et par une neige épaisse, de malheureux nourrissons sortir inanimés d'un wagon de troisième classe et mourir peu d'instants après. Pourquoi, en présence de semblables accidents, ne pas interdire aux compagnies de faire voyager les nouveau-nés dans des compartiments non chauffés? N'est-il pas triste pour l'humanité de voir, dans un même train, des chevaux et des nourissons qui voyagent ensemble : les premiers, commodément installés dans de confortables écuries, les seconds, transis, grelottant sur des bancs de bois, dans des wagons ouverts, contractant là des maladies mortelles? Si malgré les soins dont on les entoure, des chevaux sont blessés, les compagnies paient des sommes considérables. Si, en l'absence de tous soins protecteurs, des nourrissons meurent de froid, on les porte au cimetière et tout est dit.

Un propriétaire qui élève un cheval de course, objet de ses orgueilleuses espérances, choisit avec soin le fermier auquel il le confie, examine avec attention l'herbage qu'il lui destine.

Une jeune mère qui met son enfant en nourrice est, chose triste à dire, beaucoup moins difficile. Sans crainte, sans inquiétude de ce qui se passera loin d'elle, elle confie à une femme qu'elle ne connaît pas, qu'elle n'a jamais vue, un nouveau-né dont elle se sépare peut-être pour toujours.

On dirait, en vérité, qu'il nous importe moins d'avoir des enfants forts et bien constitués, que de posséder dans nos haras de bons et rapides coursiers.

Si, au lieu de visiter les fermes, le médecin pénètre dans les chaumières, à la place de ces beaux animaux que tout à l'heure il admirait, il trouvera deux, trois nourrissons, pâles, maigres, étiolés, à la figure de cire. Ces malheureux sont là qui crient, qui meurent de faim ou de soif. « *Ce n'est rien*, dit la nourrice, si on l'interroge, c'est *un petit Parisien* qui crie... *la mort le tourmente...* » L'infortuné nourrisson n'a pas d'autre oraison funèbre. Le lendemain, une autre victime le remplace.

Comment, en présence de tels faits, ne pas déplorer l'aveuglement des mères qui se soustraient aux devoirs sacrés de la maternité et qui confient, si légèrement quelquefois, des nouveau-nés qu'elles aiment à de semblables mercenaires. Les nourrissons vivent, meurent dans les campagnes sans que personne s'en occupe. S'ils succombent, s'ils meurent de faim, de misère, s'ils sont brûlés, les nourrices peuvent être parfaitement tranquilles, personne ne recherchera les causes de leur mort, car *les décès dans les communes rurales ne sont jamais vérifiés*. Peu importe, dit-on, il y aura toujours des petits Parisiens, il y aura toujours des enfants trouvés.

Si les décès des nourrissons ne sont pas vérifiés, ne sont même pas comptés dans le département d'Eure-et-Loir, pas plus que dans les autres départements, les décès des animaux y sont, en revanche, constatés avec la plus scrupuleuse exactitude.

L'administration, qui se montre si insoucieuse de la vie des nouveau-nés et qui ne peut pas dire combien il meurt de nourrissons dans le département, fait dresser tous les ans des tableaux statistiques, destinés à apprendre aux économistes combien il meurt de chevaux, de bœufs, de moutons dans ce même département.

L'Annuaire d'Eure-et-Loir de 1859 nous apprend, en effet, qu'en 1857 il est mort, dans l'arrondissement de Nogent-le-Rotrou, 2,118 moutons, représentant une valeur vénale de 38,670 fr. « Presque tous ces animaux, dit l'Annuaire, ont succombé à la maladie du sang de rate. » Devant un *tel désastre*, l'administration ne pouvait rester *insensible;* une commission a été nommée dans le but d'aviser à combattre le fléau qui porte annuellement la désolation dans les fermes de la Beauce.

Quel dommage que les nourrissons de Paris ne soient pas de petits moutons et n'aient pas comme eux une valeur vénale ! Il y a longtemps que l'administration aurait étudié les causes de leur excessive mortalité et qu'elle se serait montrée *sensible à un tel désastre.* Il y a longtemps que leurs décès seraient officiellement et régulièrement constatés.

La loi de Grammont consacre la protection que l'homme doit accorder aux animaux et punit les mauvais traitements dont ces derniers sont victimes. Pourquoi une loi ne consacre-t-elle pas la protection que tout le monde doit accorder aux nourrissons, dont un si grand nombre meurent de faim ou sont victimes des plus cruels accidents ? Combien de nouveau-nés de Paris, de Lyon, de Marseille, de Bordeaux, devraient la vie à cette loi protectrice et humanitaire !

Le *Journal des Débats* annonçait à ses lecteurs (numéro du 23 avril 1862) que, dans un grand nombre de départements, l'administration venait d'adresser l'avis suivant aux instituteurs des communes rurales : « La saison est venue où les oiseaux commencent à faire leurs couvées. On rappelle à MM. les instituteurs l'*obligation où ils sont* d'empêcher de tout leur pouvoir les enfants de se livrer à la destruction des nids. L'administration compte sur leur zèle pour persuader, au contraire, aux enfants tout le prix qu'on doit attacher à la conservation d'espèces d'animaux si utiles aux cultivateurs. »

Pourquoi l'administration ne rappelle-t-elle pas aux instituteurs des communes rurales qui, presque partout, sont les secrétaires de la mairie, qu'elle compte également sur leur zèle pour faire comprendre aux nourrices de leurs communes le prix que l'on doit attacher à la vie des *petits Parisiens*, des *petits Lyonnais*, des *petits Bordelais ?* Si les petits oiseaux sont utiles aux cultivateurs, les nourrissons ne sont-ils donc d'aucune utilité dans notre société civilisée ? Ne sont-ce pas eux, au contraire, qui constituent la force vive de la France et qui doivent arrêter sa dépopulation sans cesse croissante ?

En Suisse, en Allemagne, on ne se borne pas à accorder aux oiseaux insectivores la protection que méritent ces vigilants gardiens de nos récoltes; on pousse le soin jusqu'à fabriquer des nids artificiels que l'on met dans les arbres et qui sont fort appréciés des hôtes ailés auxquels on les destine. Ces nids, faits en bois ou en poterie, offrent tout à la fois aux oiseaux un asile contre les intempéries de l'atmosphère et un abri contre les atteintes de leurs ennemis. Par ce moyen bien simple, on a repeuplé d'oiseaux des contrées entières.

Pourquoi ne pas faire, pour les nourrissons, ce que l'on fait pour les oiseaux ? Pourquoi ne pas accorder à ces petits êtres, qui en ont si grand besoin, la protection que l'on accorde aux chevaux et aux petits oiseaux ?

Il existe encore une classe de nouveau-nés que la mort frappe avec une rigueur sans pareille, sur le seuil de la vie ; ce sont les *enfants trouvés* dont l'État se charge entièrement.

Depuis que la charité publique a, partout en France, remplacé la charité privée, ces enfants sont censés vivre sous la protection de l'administration ; mais cette protection administrative, sous l'égide de laquelle ils traînent leur triste et malheureuse existence, est tout à fait illusoire. Ces deux classes de nouveau-nés, cependant, sont bien dignes d'intérêt, car elles comptent à elles seules, chaque année, plus de 150,000 individus.

Les enfants trouvés dont le nombre est considérable (1 sur 493 habitants, ou 2 sur 1,000) sont, si cela est possible, moins bien partagés encore que les nourrissons.

J'ai dit combien les placements de ces enfants à la campagne laissaient à désirer. Confiés en général à de pauvres femmes, qui les élèvent au biberon, ils succombent en masse. Cette mortalité, dans certains départements, est de 78, 87, 90 pour *cent*. Ne vaudrait-il pas mieux, dès lors, appeler les enfants *trouvés* des enfants *perdus ?* Cette locution aurait au moins le mérite de la sincérité.

En donnant ces chiffres à l'Académie de médecine, le Directeur de l'Assistance publique, M. Husson n'a pu s'empêcher de les appeler lui-même des chiffres *désolants*.

En présence de résultats aussi épouvantables, il est permis de rechercher à quoi servent les prétendues améliorations morales et financières apportées dans le service des enfants trouvés depuis la suppression des tours. Lorsque l'on soulève le voile administratif qui dérobe à nos regards la courte existence de ces malheureux petits êtres, on se demande, en vérité, si la philanthropie moderne, au lieu d'assister ces enfants, ne les enveloppe pas tous, sans même les compter, dans le commode et immense linceul de l'économie et de la moralité.

On dit qu'avant saint Vincent de Paul, il mourait neuf enfants trouvés sur dix. Aujourd'hui, dans un de nos plus beaux départements, la Loire-Inférieure, d'après la statistique officielle, il en meurt 90 sur *cent*. Devant ce chiffre qui est resté le même, malgré les progrès de la civilisation moderne, que dirait le saint prêtre qui nous a légué de si charitables enseignements ? Il ne ferait certainement pas comme l'administration qui se borne à le constater et à l'enregistrer.

Les choses se passeraient bien différemment s'il s'agissait des animaux. Si, par exemple, l'administration de la guerre perdait, dans une garnison de cavalerie, 90 chevaux sur cent elle ne resterait certainement pas impassible. Elle enverrait des inspecteurs, convoquerait des commissions hippiques et prendrait assurément des mesures, quelque coûteuses qu'elles pussent être, pour étudier les causes de cette mortalité et pour l'arrêter immédiatement. Partout, on le voit, les animaux passent avant les nourrissons.

Les moutons qui couvrent les plaines de la Beauce, les bœufs, les chevaux qui couvrent les paturages du Perche et de la Normandie sont, de la part des éleveurs, l'objet de visites journalières. Les chevaux de l'armée, les chevaux des haras sont soigneusement surveillés; tous ont des inspecteurs spéciaux.

Moins heureux que les animaux domestiques, les nourrissons qui peuplent nos campagnes n'ont point d'inspecteurs. Les enfants trouvés en ont; ils ont même des inspecteurs généraux; mais cette inspection, il faut le dire hautement, est tout à fait illusoire. Son organisation vicieuse favorise, au lieu de la diminuer, la mortalité des enfants.

Sur 87 inspecteurs, en effet, 19 seulement sont docteurs en médecine. Or, il est des misères humaines que le cœur et la science du médecin peuvent seuls comprendre. Tout homme étranger à cette science ne saurait les faire disparaître.

Nul, en France, ne peut devenir inspecteur des forêts, s'il n'a fait des études spéciales et s'il ne connait la botanique et la physiologie végétale. Nul ne peut devenir inspecteur des haras, s'il n'a étudié l'anatomie et la physiologie du cheval. Mais, pour devenir inspecteur des enfants trouvés, il n'y a nul besoin de connaître l'anatomie et la physiologie humaines, comme si la science de l'enfant malade pouvait s'apprendre sans études spéciales. On dirait qu'aux yeux de l'administration, la vie d'un enfant trouvé a moins d'importance que la vie d'un arbre de nos forêts, que la vie d'un cheval de nos haras.

L'amélioration de la race chevaline, celle des espèces bovine, ovine, porcine même, sont l'objet de la préoccupation universelle; l'enquête agricole est là qui le prouve. Des races animales, jusqu'à ce jour déshéritées par la nature, sont devenues, grâce à une alimentation et à des soins convenables, très-recherchées sur les marchés de la France et sur ceux de l'étranger.

Au milieu de toutes ces améliorations, de tous ces perfectionnements des races animales, personne ne pense à l'amélioration physique de l'espèce humaine.

Par un contraste bizarre dans nos mœurs, l'éducation physique de nos enfants est, en France, l'objet de moins de soins, de moins de préoccupations, que l'éducation physique de nos animaux domestiques. Et cependant, l'espèce humaine est la plus perfectible de toutes, à cause même de la perfection de son organisation. Pourquoi, dès lors, ne pas améliorer la constitution des nourrissons et celle des enfants trouvés, et pourquoi ne pas chercher à arrêter ainsi, non-seulement la décroissance de la population en France, mais encore la dégénérescence de cette population qui se révèle tous les ans d'une manière si frappante aux conseils de révision ?

On a pu, suivant les caprices ou les exigences du commerce, changer la forme, la taille des animaux. On a pu modifier chez eux, à volonté, le système osseux, le système musculaire. Pourquoi ne pas agir ainsi à l'égard des enfants, et pourquoi, par une alimentation et par un régime convenables, ne pas leur donner les os, les muscles, les forces qui leur manquent ?

On ne verrait plus nos législateurs abaisser à chaque instant la taille exigée pour le service militaire, et diminuer ainsi la force physique de notre armée.

Tout ce qui se fait en France depuis quelques années se fait en faveur des animaux. Les comices agricoles, les concours régionaux se multiplient de toutes parts. Un taureau Durham qui présente de belles, de lourdes formes, obtient dans ces concours une médaille d'or et 600 fr. Un vieux et fidèle serviteur qui a usé sa vie au service d'une famille est moins heureux; il reçoit une médaille de bronze et 40 fr. Une femme qui a élevé un beau nourrisson ou un enfant trouvé, et qui lui a prodigué, aux dépens de sa santé, *son lait, ses soins et ses veilles,* ne reçoit rien, pas même des remercîments.

On prime, on récompense un fermier qui a élevé de beaux animaux; on accorde une médaille à un domestique qui a bien soigné les chevaux de son maître, pourquoi ne récompenserait-on pas une nourrice qui a conservé des nouveau-nés à la société, et qui, grâce aux bons soins qu'elle leur a donnés, en a fait des enfants forts et bien constitués, aptes plus tard à servir, à défendre leur pays? Cette idée est depuis longtemps mise en pratique en Angleterre et en Amérique, et je ne sache pas que ces nations intelligentes s'en trouvent plus mal, Ces récompenses, d'ailleurs, auraient le grand avantage de faire voir dans les campagnes que, du moment où la société sait récompenser les bonnes nourrices, elle saura punir celles qui ne remplissent pas leurs devoirs, et le nombre, malheureusement, en est considérable.

Le dernier recensement a constaté qu'il y avait dans l'ardissement de Nogent-le-Rotrou 104,152 têtes de bétail et 2,983 ruches d'abeilles. L'administration pourrait-elle dire combien il y a de nourrissons dans cet arrondissement et combien il en meurt tous les ans. Le *Mois scientifique* de M. Léopold Giraud nous donnait dernièrement la statistique du bétail existant actuellement en France. Ce bétail s'élève à 61 millions de têtes. Y a-t-il un administrateur, y a-t-il un statisticien, fût-il membre de l'Institut, qui puisse même dire d'une manière approximative, combien il y a de nourrissons en France et combien il en succombe? Et cependant il existe, dans tous les cantons, des commissions de statistique.

Tous les départements, il ne faut pas l'oublier, ont, comme Paris, leurs plaies sociales ou morales. C'est un devoir pour l'homme d'étude de signaler ces tristesses sociales, ou plutôt ces plaies morales partout où il les trouve ; la publicité seule peut les guérir et les faire disparaître. Si un cri général ne s'était élevé, il y a quelques années, contre le travail surhumain auquel on condamnait les enfants dans les manufactures, il n'y aurait encore rien de changé à cet égard.

On a attendu en France que les récoltes fussent détruites par les insectes pour s'occuper de la conservation des petits oiseaux, ces vigilants gardiens de nos moissons. On a attendu que les vallées fussent ravagées par des inondations désastreuses pour s'occuper du reboisement des montagnes. Attendra-t-on que la diminution croissante de la population nous ait placés au-dessous de toutes les autres nations, pour sauver la vie à ces milliers de nourrissons et d'enfants trouvés qui pavent les cimetières de nos villages.

Cessons donc de nous occuper autant des animaux, occupons-nous un peu plus des enfants. Rétablissons les tours, pour diminuer le nombre sans cesse croissant des avortements et des infanticides. Puisque la création de la *Société protectrice des animaux* a fait naître la *Société protectrice de l'Enfance*, créons partout, comme à Paris, comme à Lyon, des *Sociétés protectrices de l'Enfance.*

Ainsi comprise, la philanthropie moderne sauvera chaque année la vie à *plus de cent mille* nouveau-nés que l'administration laisse aujourd'hui mourir, dans nos communes rurales, de *faim, de misère, faute de soins et de surveillance.*

Dans l'intérêt de la morale, dans l'intérêt de l'humanité, dans l'intérêt de l'État enfin, dont la population est la véritable force, il est temps, on le voit, d'accorder à nos nouveau-nés un peu de cette protection et de cette sympathie dont nous sommes aujourd'hui si prodigues envers les animaux.

FIN

LYON. — IMPRIMERIE PITRAT AINÉ, RUE GENTIL, 4.

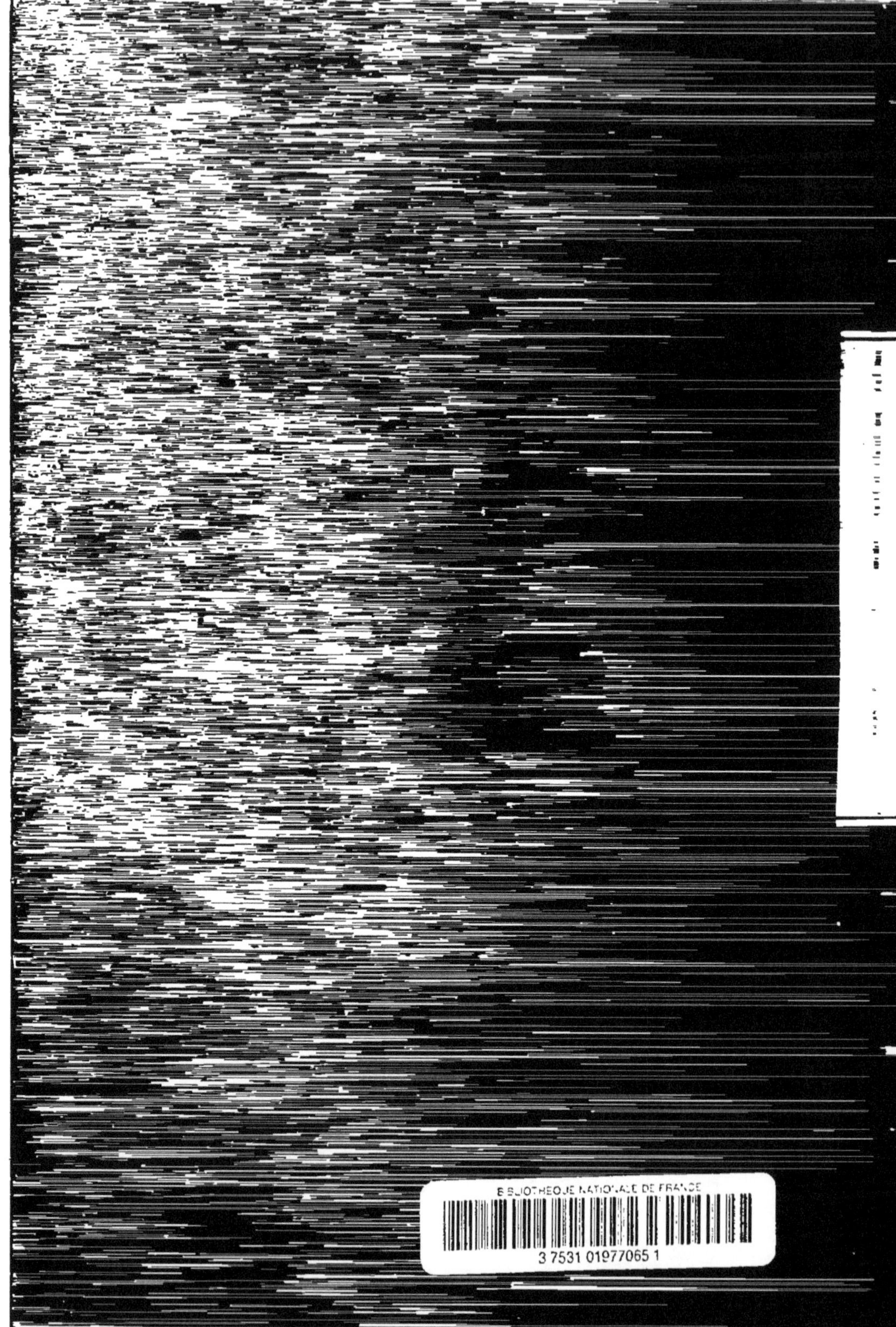

www.ingramcontent.com/pod-product-compliance
Ingram Content Group UK Ltd.
Pitfield, Milton Keynes, MK11 3LW, UK
UKHW020229200726
13856UKWH00004B/1667

9 782011 906632